BIBLIOTHÈQUE GÉNÉRALE DE MÉDECINE

DES POINTS HYSTÉROGÈNES

ET EN PARTICULIER

DES

POINTS HYTÉROGÈNES FRÉNATEURS

PAR

Le Docteur H.-M. PESCHEUX

DE LA FACULTÉ DE PARIS

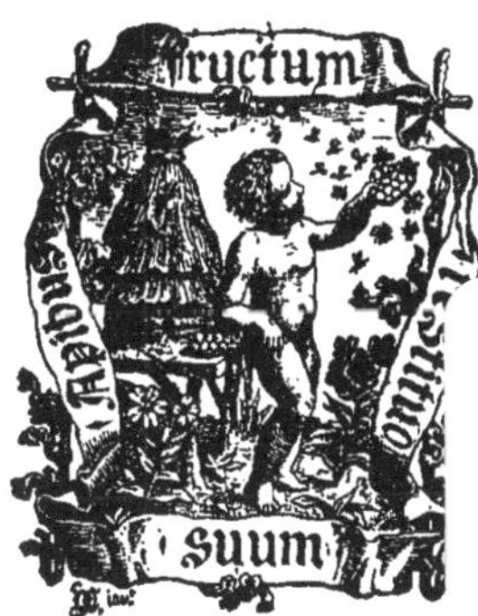

PARIS
SOCIÉTÉ D'ÉDITIONS SCIENTIFIQUES
PLACE DE L'ÉCOLE DE MÉDECINE
4, RUE ANTOINE-DUBOIS, 4

1896

BIBLIOTHÈQUE GÉNÉRALE DE MÉDECINE

DES POINTS HYSTÉROGÈNES

ET EN PARTICULIER

DES

POINTS HYTÉROGÈNES FRÉNATEURS

PAR

Le Docteur H.-M. PESCHEUX

DE LA FACULTÉ DE PARIS

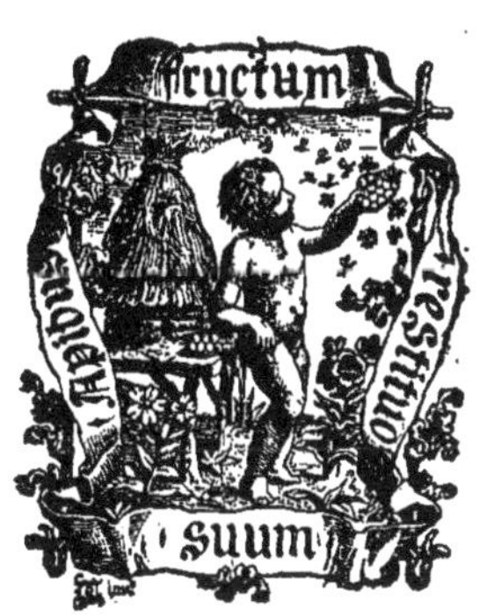

PARIS
SOCIÉTÉ D'ÉDITIONS SCIENTIFIQUES
PLACE DE L'ÉCOLE DE MÉDECINE
4, RUE ANTOINE-DUBOIS, 4

—

1896

A MON PÈRE.

A MA MÈRE.

Souvenir de profonde reconnaissance.

Nous sommes heureux en terminant nos études médicales, de remercier nos maîtres dans les hôpitaux : MM. les docteurs Hanot, Ballet, Demoulin et Bar des bons conseils qu'ils ont bien voulu nous donner.

Nous remercions particulièrement M. le professeur Duplay du bienveillant intérêt qu'il n'a cessé de nous porter.

Nous n'oublierons pas l'année passée dans le service de notre excellent maître M. le professeur Debove qui veut bien nous faire l'honneur d'accepter la présidence de cette thèse ; qu'il nous permette de lui exprimer ici nos sentiments de vive et respectueuse reconnaissance.

HISTORIQUE

L'étude des zônes hystérogènes date de Charcot ; c'est avec lui que ce phénomène morbide a pris définitivement rang parmi les manifestations communes de l'hystérie et que la connaissance s'en est affirmée. Cela ne veut pas dire cependant qu'avant Charcot, on n'ait eu nulle connaissance de celles-ci, ni de l'hyperesthésie ovarienne en particulier qui a été l'objet de l'attention toute spéciale du maître. Mais c'étaient là des cas isolés, sans lien et, par conséquent, sans portée.

On connaissait aussi les propriétés frénatrices de la région ovarienne : Mercado (1) (1513) avait depuis longtemps conseillé les frictions sur le ventre, dans le but de réduire la matrice qu'il supposait se déplacer, suivant la doctrine ancienne. Un de ses compatriotes, Ménardès (2) procédait plus résolument ; il plaçait sur le ventre des malades une grosse pierre.

Les grandes épidémies de Chorée du moyen-âge fournissent à ce point de vue des documents remarquables. Ainsi que le fait remarquer M. Gilles de la Tourette dans son livre sur l'hystérie, ces grandes épidémies de chorée n'appartenaient pas

(1) Mercatus. — Opera tit. III. *De virginum et viduarum affectionibus*, p. 556, 1620. Cité par Charcot, *in Maladies du système nerveux*, t. I, année 1877, p. 333.

(2) Négrier. — *Recueil de faits pour servir à l'histoire des ovaires et des affections hystériques chez la femme*. Angers, 1858, p. 168, 169 in eod. loc

à la chorée vulgaire ; elles doivent être rapportées à la chorée rhythmée hystérique. Il s'appuie pour démontrer le fait sur des dessins tirés d'une gravure de Houdius, d'après Pierre Breughel et qu'il retrace dans son livre. De même aussi, sur des inscriptions tirées de Hecker. Dans ces descriptions, dont nous rapportons le passage visé, on voit non seulement la preuve que ces faits doivent être rapportés à l'hystérie, mais encore on trouve la trace des zones hystérogènes. Cela, d'ailleurs, ajoute à la démonstration de la nature hystérique de cette soi-disant chorée :

« Déjà en 1574, on avait vu, à Aix-la-Chapelle, arriver de l'Allemagne des troupes d'hommes et de femmes qui, réunis par un délire commun, offraient au peuple, dans les rues et dans les églises, cet étrange spectacle : « Se tenant par la main « et emportés par leurs sens, dont ils n'étaient plus les maîtres, « ils dansaient des heures entières et prolongeaient ce spec- « tacle, sans être intimidés par les assistants, jusqu'à ce que, « épuisés, ils tombassent à terre. Puis ils se plaignaient d'une « grande angoisse et gémissaient comme s'ils eussent senti « l'approche de la mort et jusqu'à « ce qu'on leur eut serré le « ventre avec des linges » ; ils revenaient à eux-mêmes et se « trouvaient momentanément délivrés de leur mal. » C'était dans le but d'agir contre la tympanite qui se déclarait après leur accès que l'on avait recours à cette manœuvre ; souvent on s'y prenait plus simplement encore, en leur « donnant des coups de poing et de pied dans le bas ventre ». Pendant leur danse ils avaient des apparitions ; il ne voyaient, ni entendaient, et leur imagination leur faisait voir des esprits dont ils prononçaient ou plutôt hurlaient les noms..... (1).

(1) HECKER. — *Danse de Saint-Jean à Aix-la-Chapelle. Mémoires sur la chorée du moyen-âge* (trad. de l'allemand par Ferd. Dubois). *Annales d'hygiène et médecine légale*, 1834, t. XII, p. 313.

Le rôle frénateur de la compression ovarienne est là parfaitement mis en évidence.

Dans la possession des Ursulines de Loudun, on voit aussi nettement décrits ces phénomènes.

Pilet de la Ménardière (1) a laissé une liste des religieuses possédées, avec les endroits occupés par les démons, d'où partaient les attaques, et que l'on peut assimiler aux zones hystérogènes (2).

« Sœur Jeanne des Anges, supérieure, est possédée par sept diables dont trois furent chassés le samedi 20 mai 1634 et firent pour gage trois ouvertures à son côté droit. Les quatre autres sont : Léviathan, qui a sa résidence au milieu du front ; Behérit, sa résidence à l'estomac ; Balaam, à la deuxième côte du côte droit ; Isaacaran a sa résidence sous la dernière côte du côté droit. »

Sœur Jeanne avait un démon, nommé Cerbère des principautés, ayant sa résidence au-dessous du cœur. Sœur Claire de Sazilli en possédait huit : Le premier Zabulon des Throsnes, au milieu du front ; le deuxième, Nephtali, au bras droit ; le troisième, nommé Sans fin, autrement Grandeur des Dominations, ayant sa résidence à la deuxième côte du côté droit ; le quatrième, Elimi des Vertus, au côté de l'estomac ; le cinquième, l'Ennemi de la Vierge des Chérubins, au-dessous du cou ; le sixième, Pollution des Chérubins, au-dessous du cœur ; le septième, Verrine des Throsnes, à la tempe gauche ; le huitième, Concupiscence des Chérubins, à la tempe droite.

Willis (3) dès le XVIIe siècle dans son *Traité des maladies con-*

(1) *La démonomane de Loudun*, 1634, cité par G. Legué. Documents pour servir à l'histoire médicale des possédées de Loudun (Th. de Paris, 1874, p. 53).

(2) Gilles de la Tourette. — *Traité clinique et thérapeutique de l'hystérie*, t. I, p. 250.

(3) Willis. — *De morbis convulsivis*, t. II, p. 34.

vulsives, s'exprimait ainsi qu'il suit : « Il est certain, dit-il, que le spasme convulsif qui vient du ventre est arrêté et qu'on l'empêche de monter au cou et à la tête, par une compression de l'abdomen, faite à l'aide de bras enlacés autour du corps, ou à l'aide de draps bien serrés. »

Il raconte ailleurs, dit Charcot (1), être parvenu lui-même à arrêter un accès, par une pression énergique exécutée avec les deux mains réunies sur le bas-ventre.

Ces pratiques n'étaient cependant guère vulgarisées, car Charcot ne les trouve mentionnées ni dans Rivière, ni dans Hoffmann.

Boerhaave, seul, au commencement du XVIIIe siècle, insiste de nouveau sur la compression de l'abdomen dans l'attaque hystérique ; elle doit être produite, suivant lui, à l'aide d'un coussin fortement serré par des draps, placés entre les fausses côtes et la crête iliaque. On soulage ainsi, dit-il, presque à coup sûr, les malades, pourvu que la sensation du globe n'ait pas encore dépassé le diaphragme (2).

L'épidémie, dite de Saint-Médard, est encore intéressante à étudier, au point de vue qui nous occupe. On sait, ainsi que le dit Charcot (3), que cette épidémie survint alors que l'exaltation religieuse des Jansénites, persécutés à propos de la bulle Unigenitus, était portée à son comble. Elle prit naissance sur le tombeau du diacre Pâris mort en 1727. Elle se divise en deux périodes : 1° celle des contractures permanentes dont MM. Bourneville et Voulet (4) ont fait une étude approfondie, mais qui

(1) Charcot. — *Loc. cit.*, p. 333.

(2) Van Swieten. — *Comm.*, t. III, p. 417.

(3) Charcot. — *Loc. cit.*, p. 335.

(4) Bourneville et Voulet. — *De la contracture hystérique permanente*, Paris, 1872.

n'a pas trait à la matière que nous traitons; 2° Celle des convulsions où l'on voit apparaître la pratique des « secours ».

« En quoi ces secours consistaient-ils? Pour la plupart des cas, il s'agissait là de manœuvres ayant pour but de déterminer une forte compression de l'abdomen, ou de le frapper violemment à l'aide d'un instrument ou d'un objet quelconque. Ainsi, il y avait : 1° Le secours administré à l'aide d'un pesant chenet, dont on frappait le ventre à coups redoublés; 2° Le secours dit du pilon, qui ne s'éloigne guère du précédent; 3° Dans un autre cas, un homme joignait les deux poings et les appuyait de toutes ses forces, sur le ventre de la convulsionnaire, et, pour mieux faire encore, il appelait d'autres hommes à son aide; 4° Trois, quatre ou même cinq personnes montaient sur le corps de la malade; une convulsionnaire appelée par ses coreligionnaires sœur Margot, affectionnait plus particulièrement, ce mode de secours; 5° Enfin il est un cas où l'on disposait de longues bandes que l'on tirait fortement à droite et à gauche, afin de comprimer l'abdomen.

Ces secours, quelque fût d'ailleurs leur mode d'administration, étaient toujours, paraît-il, suivis d'un grand soulagement. »

Hecquet, médecin de l'époque, ne voulait voir dans ces convulsions, rapportées par d'autres à une influence divine, qu'un phénomène naturel, et en cela il avait parfaitement raison; mais Charcot s'écarte entièrement de l'avis de ce « précurseur » alors que celui-ci prétend que les « secours n'étaient autres que des pratiques dictées par la lubricité ». Il est vrai que les Masochistes se font fustiger dans ce but, mais outre que le siège des flagellations est généralement différent (1) il s'agit le

(1) Moll. — *De l'inversion sexuelle.*

plus souvent de traitements plus doux que des coups de chenet ou des coups de pied (1).

« Il est beaucoup plus simple et plus légitime d'admettre, dit Charcot, que les secours, à part les amplifications suggérées par l'amour de la notoriété, répondaient à une pratique tout empirique et dont le résultat était de produire un amendement réel dans les tourments de l'attaque hystérique ».

M. Gilles de la Tourette (*loc. cit.*, T. I, p. 252) fait remarquer que Mesmer devait employer ces pratiques, souvent et par empirisme, pour faire apparaître (et peut-être disparaître) les crises qu'il provoquait chez ses malades. Il voit le fait dans une aquarelle de la collection de Charcot qu'il a interprétée et où, en effet « le pontife du magnétisme » appuie sa main sur la région ovarienne d'une malade qui lui dit :

Ah ! je conçois qu'il n'est rien tel,
Que ce fluide universel ;
J'aime fort qu'on me magnétise ;
Appuyez, docteur, j'entre en crise.

Récamier, plus près de nous, plaçait sur le ventre des malades un coussin sur lequel un aide venait s'asseoir. Négrier (2) est plus précis : « Une forte et large pression, exercée par l'intermédiaire de la main sur la région ovarienne, suffit dans plusieurs cas pour enrayer et supprimer complètement l'attaque convulsive. »

Brodie (3) cite le cas de deux malades chez qui on provoquait

(1) Blocq. — *De l'inversion sexuelle, in Etudes cliniques sur les maladies nerveuses.*

(2) Négrier. — *Recueil de faits pour servir à l'histoire des ovaires et des affections hystériques de la femme*, Angers 1858, p. 168, 169.

(3) Brodie. — *Lecture illustrative of certain local affections*, London, 1837. Traduction franç. de D. Aigre.

des convulsions par la pression du doigt, au niveau d'un point spécial voisin du cartilage ensiforme.

Briquet (1) a constaté la fréquence des douleurs abdominales fixes chez les hystériques. Il leur a donné le nom de cœlialgie. Il n'y voit d'ailleurs qu'une simple douleur musculaire, au lieu d'une douleur ovarique comme Négrier. Suivant lui : 1° La douleur du pyramidal ou de l'extrémité inférieure du muscle droit a été prise bien à tort pour une douleur utérine ; 2° La douleur de l'extrémité inférieure du muscle oblique répondrait à la prétendue douleur ovarique.

Enfin, en 1873, Charcot dans ses leçons sur les maladies du système nerveux, décrivit l'hyperesthésie ovarienne des hystériques. Il montra que, dans un grand nombre de cas, l'attaque d'hystérie est précédée par une aura dont le point de départ se trouve dans la région ovarienne ; que la pression de cette région peut provoquer ou arrêter les convulsions hystériques.

En 1874, Bernutz (2) signale les points apophysaires hyoïdien et épigastrique.

En 1879, Charcot remarqua que la région ovarienne n'était pas la seule dont l'excitation fût capable de provoquer ou d'arrêter les attaques d'hystérie, mais qu'il existait au contraire très souvent, sur la surface du corps des hystéro-épileptiques, des régions circonscrites dont la pression pouvait produire des effets analogues à ceux de la compression de la région ovarienne.

A la suite de Charcot, ses éleves poursuivirent ces études sur les zones hystérogènes. Bourneville et Régnard leur ont consacré un chapitre important dans l'Iconographie de la Salpé-

(1) Briquet. — *Traité clinique et thérapeutique de l'hystérie*, 1859.

(2) Bernutz. — Article « Hystérie » du *Nouveau Dictionnaire de médecine et de chirurgie pratique*.

trière (1); M. Paul Richer (2) a fait de même dans ses études sur la grande hystérie. M. Buet (3) en a fait l'objet de sa thèse inaugurale.

En 1885, M. Pitres entra dans de nouvelles recherches sur les zones hystérogènes. Ses élèves, MM. Gaube (4) et Litchtwitz (5) les ont relatées dans leur thèse inaugurale.

En 1885, M. Pitres (6) publia en un opuscule fort intéressant, les cliniques qu'il fit à l'hôpital Saint-André de Bordeaux, sur ce sujet.

Enfin, dernièrement, M. Clozier (7) de Beauvais, a fait connaître le rôle important de la compression des points pituitaire, palatin et cardiaque dans l'arrêt des paroxysmes hystériques. C'est pour appuyer la vérité de cette affirmation que cette thèse a été faite. Nous avons maintes fois constaté l'inefficacité de la compression ovarienne, alors que la compression de la même zone cardiaque avait une action réelle.

Nous ne dirions rien des zones pituitaire et palatine, car leur situation les rend peu propres à la compression.

(1) Bourneville et Régnard. — *Iconographie photographique de la Salpêtrière* Paris, 1879-1880, t. III, p. 36-88.

(2) Paul Richer. — *Etudes cliniques sur l'hystero-épilepsie ou grande hystérie.* Paris, 1881, p. 32-40.

(3) Buet. — *Des zones hystérogènes*, th. de doctorat, Paris, 1881.

(4) Gaube. — *Recherches sur les zones hystérogènes*, th. de Bordeaux, 1882.

(5) Lichtwitz. — *Les anesthésies hystériques des muqueuses et des organes des sons et les zones hystérogènes des muqueuses*, th. de Bordeaux, 1887.

(6) Pitres. — *Clinique médicale de l'hôpital Saint-André. Des zones hystérogènes et hypnogènes.* Bordeaux, 1885.

(7) Clozier. — *Des zones hystérogènes et hystéro-clasiques.* — *Académie de médecine*, 15 janvier 1895. — *Gazette des hôpitaux*, 1895, p. 858. — *Bulletin médical*, 16 janvier 1895.

LES ZONES HYSTÉROGÈNES

M. Pitres définit les zones hystérogènes « des régions circonscrites du corps, douloureuses ou non, d'où partent souvent les prodromes des attaques spontanées, des sensations spéciales qui jouent un rôle dans l'ensemble des phénomènes de l'aura et dont la pression a pour effet, soit de déterminer l'attaque convulsive ou une partie des phénomènes spasmodiques de l'attaque, soit d'arrêter brusquement les convulsions. »

M. Gilles de la Tourette ajoute que la pression ne détermine pas ou n'arrête pas seulement l'attaque convulsive mais encore les attaques de chorée rhythmée, de toux, de baillements, etc., en un mot tous les paroxysmes.

Elles sont cutanées ou sous-cutanées, ou viscérales, douloureuses spontanément ou par compression, uniques ou multiples. Elles s'installent ordinairement insidieusement, sans cause provocatrice évidente. On les rencontre surtout dans les hystéries à forme paroxystique. Mais d'autres phénomènes peuvent avoir de l'influence sur elles. MM. Pitres et Gaube ont étudié les conditions expérimentales suivant lesquelles on pouvait obtenir des variations dans leur mode d'apparition. Ces modes seront énumérés plus loin, car leur étude se confond avec celle du rôle de la zone hystérogène dans l'attaque.

Il convient au contraire d'énumérer ici les moyens capables

de les atténuer ou de les faire disparaître; l'électrisation statique est l'un de ceux-ci : placé sur le tabouret isolant pendant un temps variant entre 3 et 15 minutes, l'hystérique est débarrassée de ses zones hystérogènes pendant un temps variable.

La galvanisation des centres nerveux aboutit au même résultat. Les zones hystérogènes perdent aussi leur excitabilité pendant la phase de résolution qui succède aux inhalations de chloroforme ou d'éther. Les moyens locaux sont plus nombreux encore : anémie locale (compression circulaire autour d'un membre); réfrigération de la peau (pulvérisation d'éther, sac de glace); sinapismes loco dolenti ou circulairement autour du membre; injections hypodermiques d'eau pure au niveau des zones sous-cutanées; courants faradiques ou galvaniques au niveau des zones.

Siège. — On peut les rencontrer sur toute l'étendue du territoire cutané, mais il existe certains endroits de prédilection. A l'abdomen. Elles occupent de préférence la région ovarienne, l'épigastre, le pli de l'aine; sur le thorax, on les observe souvent sur les seins, sous la clavicule, le long des espaces intercostaux, sur le sternum, sur les apophyses épineuses, le long des gouttières vertébrales, à la tête; on les trouve surtout sur le ventre, dans les régions sus et sous orbitaires, sur le globe de l'œil. Pitres le premier a signalé les zones des membres. Dans cette dernière hypothèse, elles siègent surtout au niveau des plis articulaires.

Dans la majorité des cas, les zones hystérogènes sont unilatérales et occupent le côté anesthésié. Parfois pourtant, les zones sont doubles et symétriques, parfois elles siègent toutes du côté non anesthésié.

Les zones hystérogènes sont souvent de dimensions très

restreintes, de la largeur d'une pièce de 2 à 5 francs. La peau est souvent insensible à leur niveau, ce qui permet de les délimiter exactement et aussi de les différencier des zones hyperesthésiques simples. La peau ne présente rien de particulier à leur niveau, ni œdème, ni rougeur, ni pigmentation, etc. Buet a cependant rapporté deux observations dans lesquelles les cheveux étaient tombés au niveau des zones hystérogènes du cuir chevelu (cité par G. de la Tourette). Les limites des points hystérogènes n'en sont cependant pas moins bien nettement tranchées. Pitres cite l'exemple d'une malade chez qui une pression légère au niveau du tendon du biceps, au pli du coude, détermine sûrement l'attaque, tandis que les pressions les plus énergiques pratiquées à 1 millimètre seulement au delà des bords de ce tendon ne provoquent qu'une douleur banale et ne sont suivies d'aucun phénomène spasmodique.

Telles sont ces zones hystérogènes. Voyons maintenant leur rôle en dehors et pendant les attaques.

Rôle des zones hystérogènes dans l'attaque.

Les zones hystérogènes jouent un rôle presque constant dans les phénomènes de l'attaque hystérique. C'est à leur niveau que siègent presque tous les phénomènes douloureux au début de l'attaque hystérique. C'est de là que part l'aura. La sensation de boule à départ ovarien, épigastrique, est à peu près constante au début de tous ces paroxysmes. Et l'on sait aussi que certaines hystériques (vraisemblablement celles qui possèdent des zones à ce niveau), éprouvent dans les membres au début de leur attaque, des fourmillements, comme un souffle qui monte vers le tronc.

Rôle des zones hystérogènes en dehors de l'attaque.

Rôle spasmogène. — De la définition même des zones hystérogènes résulte que nous devons par leur pression provoquer un paroxysme. Rien n'est plus vrai.

Une pression même légère sur un de ces points peut déterminer un paroxysme. Quand la zone est sous cutanée, et, à plus forte raison, viscérale, une pression assez forte est nécessaire. Mais lorsqu'elle est cutanée, comme il arrive le plus souvent, il suffit parfois d'un simple frôlement pour déterminer l'attaque : le passage d'un peigne dans les cheveux, un chatouillement ont pu aboutir à ce résultat. M. Pitres rapporte le cas d'une femme qui devait prendre les plus grandes précautions pour mettre ou enlever ses bas, tant la peau des jambes était douée d'une exquise sensibilité hystérogène. Ces cas sont pourtant exceptionnels. Et, en général, il faut une pression assez énergique. Nous avons vu dernièrement, en passant dans la rue de la Roquette, une femme qui reçut dans le ventre un coup de pied d'une violence modérée et qui tomba sur le champ en proie à une attaque de grande hystérie.

Mais ainsi que l'a démontré M. Gaube; si la pression est le mode d'excitation auquel répondent toutes les zones hystérogènes, certaines de celles-ci peuvent être mises en action sous d'autres influences : le froid, la chaleur rayonnante.

Rôle frénateur. — A la page 338 de ses leçons de la Salpêtrière, année 1877, et comme conclusion de son article sur l'hyperesthésie ovarienne, M. Charcot écrit : La compression énergique de l'ovaire douloureux n'a pas d'influence directe sur la plupart des symptômes permanents de l'hystérie, tels que contracture, paralysie, hémianesthésie, etc. ; mais elle a une action souvent décisive sur l'attaque convulsive dont elle peut diminuer l'intensité et parfois même déterminer l'arrêt.

Charcot est, en effet, comme nous l'avons dit d'ailleurs, l'un des premiers qui ait mis en évidence ce phénomène.

M. Pitres (1) dit d'autre part : « La pression des zones hystérogènes peut provoquer ou arrêter les attaques hystériques. Quelquefois la pression légère d'une zone détermine les convulsions et la pression plus énergique de la même zone les arrête brusquement. Le plus souvent, l'attaque produite par la compression de l'une quelconque des zones hystérogènes ne peut être arrêtée que par la compression de certaines zones déterminées, de celles de la région ovarienne, par exemple. Chez quelques malades il faut presser à la fois deux zones hystérogènes symétriques pour provoquer les convulsions, la pression d'une seule zone restant constamment inefficace. On peut souvent empêcher l'effet excitateur de la pression hystérogène en comprimant au même moment la région ovarienne, l'action frénatrice de la pression ovarienne étant supérieure à l'action excitatrice de la pression des autres zones hystérogènes.

M. Gilles de la Tourette dit d'autre part : « Les zones hystérogènes sont spasmogènes ou frénatrices ; souvent, certaines d'entre elles, en particulier celles qui ne sont pas hyperesthésiques, sont spasmo-frénatrices, à savoir qu'une pression légère, par exemple, provoque l'attaque, alors qu'une pression profonde peut l'arrêter. Les cas où l'excitation superficielle d'une zone joue un rôle frénogène ne doivent pas être très fréquents, car nous n'en avons jamais observé. »

Et ailleurs : La zone ovarienne est soumise à toutes les lois

(1) Pitres. — *Loco citato*, p. 9.

qui régissent les zones hystérogènes : elle peut apparaître et disparaître spontanément. C'est néanmoins une des plus fixes qui existent et aussi une des plus actives. Unilatérale dans la grande majorité des cas, siégeant surtout à gauche, elle est spasmogène ou frénatrice ; le plus souvent, elle jouit de ces deux propriétés à la fois : une pression légère provoque l'attaque qu'arrête instantanément une pression plus forte. Nous disons que c'est l'une des plus actives, c'est aussi l'une des plus puissantes.

Qu'il existe, par exemple, une zone spasmogène dans la région dorsale, son action se trouvera annihilée, le plus souvent, si tout en cherchant à la mettre en œuvre par une excitation, on comprime de nouveau, en même temps, la zone ovarienne frénatrice.

Ainsi qu'on le voit, ces auteurs font jouer un rôle frénateur considérable à la zone ovarienne. Or, il est regrettable que dans tous les cas où la compression ovarienne a été pratiquée par eux avec ou sans succès, la compression de la zone cardiaque n'ait pas été essayée afin de comparer si elle est efficace : 1° dans les cas où la zone ovarienne l'est elle-même ; 2° dans le cas où la zone ovarienne ne l'est pas.

Quant à M. Clozier, il dit au contraire (1895, *Gaz. des hôpitaux*, p. 883) : « ... Poursuivant simplement notre étude sans plus nous occuper des zones génétiques, nous montrerons qu'il existe des zones de puissance contraire ou zones d'arrêt, que nous proposons d'appeler zones hystéroclasiques.

L'intervention de ces zones permet de juguler l'attaque : dans tous les modes de la névrose ; à tous les moments de la crise ; chez tous les sujets.

Nous ferons connaître trois zones que nous avons découvertes et dont le rôle essentiel, sinon exclusif, est de réprimer tout accès d'hystéro-névrose.

Ces zones ont pour siège :

La première : l'endroit que frappe habituellement la pointe du cœur dans l'espace intercostal correspondant ;

La seconde ; le point culminant de la voûte palatine ou la clef de cette voûte ;

La troisième : le tiers supérieur de la membrane pituitaire, dans les deux narines.

Nous leur donnerons les noms de :

Zone cardiaque,

Zone palatine,

Zone pituitaire.

Ces deux dernières devant faire l'objet d'un travail d'ensemble, nous les négligerons et ne nous occuperons que de la zone cardiaque, qui, pour les raisons que nous allons énumérer, nous paraît mériter le premier rang.

1° Cette zone, en toute circonstance, est accessible à tous ;

2° Son énergie et sa constance absolues ;

2° Elle arrête définitivement la crise, si une compression forte vient l'intéresser, pendant un laps de temps très court, soit environ trente secondes.

Chez un grand nombre d'hommes, de femmes et de jeunes filles, son intervention nous a permis d'arrêter :

Des attaques d'hystéro-épilepsie,

Des crises de somnambulisme,

Des états d'hallucination,

Enfin et très fréquemment des accès de cette toux spasmodique que les auteurs indifféremment appellent toux nerveuse ou toux gastrique. Nous ajouterons que nous n'avons jamais pris cette zone en défaut.

Enfin, pour terminer, nous dirons que nos confrères de la localité, ainsi que plusieurs de nos clients, usant de notre procédé, arrêtent chez leurs malades ou chez leurs proches la crise hystérique aussi promptement et aussi sûrement que nous pourrions le faire nous-mêmes.

Désormais, il sera donc aisé, à tout venant, de juguler, chez tous les sujets, tout accès d'hystéro-épilepsie!

Nous avons voulu vérifier ces assertions et nous les avons trouvées justes plusieurs fois.

Il y a peut-être cependant un peu d'exagération lorsque M. Clozier dit que « la zone cardiaque ne sera jamais trouvée en défaut. » Notre maître, M. Debove, a répondu d'ailleurs sur ce sujet à M. Clozier, à la séance de l'Académie où cette communication a été faite. Le principal argument de notre maître est que le médecin suggestionne facilement ses malades à son insu et que M. Clozier a suggestionné ainsi ses malades.

Nous rapportons ici trois observations; la première due à l'obligeance de M. Milian, interne des hôpitaux, où il s'agit d'un cas d'astasie abasie d'origine hystérique, dans lequel le syndrôme disparaissait sous l'influence de la compression de la zone cardiaque; deux autres à nous personnelles, où la compression de cette zone arrêtait une attaque alors que la compression ovarienne restait impuissante.

De l'analyse des observations que nous publions plus loin et que nous avons prises au hasard, nous voyons que sur sept cas, deux fois la zone ovarienne fut trouvée en défaut. De l'aveu même de Charcot, dans l'observation IV, la compression ovarienne modère seulement l'attaque sans l'arrêter; dans l'observation VI, elle est, dit-il, de nul effet.

D'autre part, on ne dit pas si la compression de la zone cardiaque a été tentée dans les deux observations que nous visons.

Les trois observations inédites que nous rapportons sont au contraire des exemples frappants de l'efficacité de la compression de la zone cardiaque alors que la compression ovarienne est de nul effet. Elles prouvent sa constance et sa puissance dans trois cas sur trois.

Dans les trois observations que nous rapportons, nous pensons que la suggestion involontaire n'a joué aucun rôle, car la compression cardiaque fut faite sans qu'aucune parole fût prononcée, de telle sorte que la malade ignorait totalement ce qui devait se produire.

Dans l'observation due à M. Milian, la contre-épreuve a même été faite, puisque cet interne essaya chez sa malade d'arrêter les phénomènes abasiques, en pressant d'autres régions du corps et en disant à la malade que l'effet devait être identique et que le résultat fut nul.

OBSERVATION I.

Sommaire. — *Antécédents.* — *Début des attaques à* 13 *ans* 1/2. *Anesthésie et paralysie du côté gauche.* — *Retour de la motilité et de la sensibilité à gauche.* — *Hémianesthésie et hyperesthésie ovariennes droites.* — *Caractères des attaques en* 1875. — *Arrêt des convulsions par la compression ovarienne, les inhalations de nitrite d'amyle, de valérianate d'amyle et d'éthyle.* — *Extension de l'anesthésie* 1876. — *Hyperesthésie ovarienne double.* — *Première apparition des règles.* — *Retour de la sensibilité à gauche.* — *Caractère des attaques en juillet* 1876. — *Secousses. Tremblements, sauts, paralysie. contracture de la jambe droite, contracture du bras droit.* — *Disparition de ces accidents.* — *Perte de la notion de position, ataxie.* — *Effets de l'application des plaques metalliques et d'un courant electrique faible.* — *Anesthésie générale.* — *Contractures des membres inférieurs* — *Rétention d'urine.* — *Contracture des mâchoires et de la langue.* — *Influence de la compression ovarienne sur la contracture récente.* — *Contracture du bras droit.* — *Modification des attaques : Crucifiement.* — *Etat de la malade* (avril 1877) : *Anesthésie, hyperesthésie, rachialgie, etc. Traitement par la Morphine urticaire.* — *Description des attaques* (juillet 1877) : *prodrômes lointains.* — *Début, périodes.* — *Attaques composées seulement de la période de délire : leurs caractères particuliers.* - *Chorée hystérique rythmique : guérison par te nitrite d'amyle. Description des attaques en* 1878 : *Crucifiement, attitudes passionnelles, etc.* — *Etat de la malade en décembre* 1878.

X. .. L.... Augustine, est entrée à la Salpêtrière (service de M. Charcot), le 21 octobre 1876, à l'âge de 15 ans et demi. — Renseignements fournis par sa mère, le 2 novembre.

Père, âgé de 45 ans, domestique, sobre, sujet à des céphalagies, est en convalescence d'une pleurésie ; il aurait eu une paralysie ; aucun autre accident nerveux dans la famille.

Mère, 41 ans, domestique, bien portante ; étant jeune, a eu des migraines qui l'obligeaient à se coucher ; elles ont disparu quand elle s'est mariée (Père, meulier, mort de la poitrine, faisait des excès de boisson. — Mère, bonne santé. — Rien chez les autres parents) Pas de consanguinité.

Sept enfants, 1° X.... L.... ; 2° Un garçon vivant, bien portant. 3° Un garçon mort du croup. 4° 5° et 6° Une fille et deux garçons morts dans les 15 premiers mois, en nourrice, on ne sait de quoi ; 7° Un garçon, né à 7 mois et demi et qui n'a pas vécu. L.... est née à terme, a été élevée en nourrice jusqu'à neuf mois ; de là, jusqu'à 6 ans et demi, elle a été placée chez des parents à Bordeaux. Elle a marché et parlé assez tôt et aurait eu plusieurs ophtalmies. De 6 ans et demi à 13 ans et demi, elle est restée dans un établissement de sœurs à la Ferté-sous-Jouare. Là on la mettait « à la pistole » c'est à dire en cellule, surtout par ce que cela l'ennuyait de lire la vie des Saints, au refectoire. Parfois les sœurs la souffletaient : « J'en avais souvent besoin, » nous a avoué, plus tard, la jeune malade. Elle est intelligente, a bien appris à lire, à écrire, à coudre. Sauf une bronchite durant l'hiver de 1874-75, elle n'aurait pas eu de maladies graves. Elle est d'un caractère doux, mais capricieux, volontaire, et « trop hardie » pour son âge ?

La mère de L ... ne sait à quelle cause rattacher la maladie de sa fille. Nous verrons plus loins les motifs de ce silence. Elle dit que L.... a toujours senti venir ses crises (douleurs dans le ventre à gauche) qui étaient très légères à l'origine, débutaient par de petits cris et se terminaient par des sauts sur son lit, des pleurs et sans miction involontaire, ni écume.

Plus tard, les attaques qui étaient diurnes et nocturnes, ont augmenté d'intensité et se sont compliquées d'écume et de miction involontaire. Enfin, au mois d'avril dernier, une série d'attaques aurait laissé après elle une paralysie du côté gauche du corps : L.... ne pouvait pas se servir de son bras qui retombait ; ni marcher par ce que la jambe fléchissait et se pliait. Au bout de huit jours. L.... aurait eu des attaques répétées et la paralysie, abandonnant le côté gauche, aurait passé à droite ; les douleurs du ventre auraient également changé de côté.

Les attaques auraient, dit-on, coïncidé avec le développement des seins et du système pileux du pubis. L..., fut conduite à l'hôpital des enfants malades (14 mai 1875).

Voici la note qui nous a été remise par un de nos amis, qui eut, à cette époque, l'occasion de souvent la voir.

L... est grande, bien développée, cou un peu fort, seins volumineux, aisselles et pénil couverts de poils, décidée de ton et d'allures, d'humeur mobile, bruyante. N'ayant plus rien des manières de l'enfant, elle a presque l'air d'une femme faite st pourtant jamais elle n'a été réglée.

Elle a été admise pour une paralysie de la sensibilité du bras droit et des attaques d'hystérie grave, précédées de douleurs dans le bas ventre à droite. On arrête les crises convulsives par la compression ovarienne droite. L... quitta l'hôpital pour aller dans une maison de convalescence de la rue de Vaugirard, d'où elle fût envoyée à la Salpêtrière.

Renseignements complémentaires. — Durant son séjour à la pension religieuse de La Ferté-sous-Jouarre, L... jouissant d'une liberté rélative, se promenait dans le pays, se laissant volontiers embrasser pour avoir des bonbons Elle visitait souvent la femme d'un ouvrier peintre J... Celui-ci avait l'habitude de s'enivrer, et, alors, il y avait des discussions violentes dans le ménage : il battait sa femme, la traînait ou l'attachait par les cheveux. L .. assistait parfois à ces scènes ; un jour J... aurait essayé de l'embrasser, de la violenter même, ce qui lui causa une grande frayeur.

Pendant les vacances, elle venait à Paris et passait les journées avec son frère Antonio, moins âgé d'un an, qui, très avancé, parait-il, lui apprenait beaucoup de choses qu'elle aurait dû ignorer. Il se moquait de sa naïveté, qui lui faisait accepter les explications qu'on lui donnait, et lui expliquait, entre autres, comment se font les enfants.

Durant les vacances aussi, elle avait l'occasion de voir, dans la maison où servent ses parents, un monsieur C... qui était l'amant de sa mère. Celle-ci obligeait L... à embrasser ce monsieur et voulait qu'elle l'appelât son père.

Revenue définitivement à Paris, L... fut placée chez C... sous prétexte d'apprendre à chanter, à coudre, etc .., avec ses propres enfants. Elle couchait dans un petit cabinet isolé. C... qui était en froid avec sa femme, profitait de ses absences pour essayer d'avoir des rapports avec L..., âgée de 13 ans et demi. Une première fois il échoua, il voulait la faire coucher devant lui. Une seconde tentative aboutit à des rapprochements incomplets, en raison de la résistance qu'elle lui opposait. Une troisième fois, C... après avoir fait luire à ses yeux toutes sortes de promesses, lui avoir offert de belles robes, etc... voyant qu'elle ne voulait pas céder, la menaça d'un rasoir : profitant de sa frayeur, il lui fit boire une liqueur, la déshabilla, la jeta sur son lit, et eut des rapprochements complets.

Le lendemain, L... était souffrante, elle avait perdu un peu de sang, avait mal aux parties génitales et ne pouvait marcher. Le jour suivant, elle descendit, et comme elle avait refusé d'embrasser C... selon la coutume, et que, à sa vue, elle était devenue toute pâle, Mme C... eut des soupçons. Durant le repas, C... ne cessa de lui lancer des regards menaçants, afin de lui imposer silence.

Le malaise continuant, on crut qu'il s'agissait de la première apparition des règles. L... retourna chez ses parents. Elle vomissait, souffrait du ventre. Un médecin, appelé crut aussi, sans examen, à l'apparition des règles. Quelques jours plus tard, L... étant couchée dans sa chambre eut peur, voyant les yeux verts d'un chat qui la regardait; elle poussa des cris, sa mère vint et la trouva toute effrayée, saignant du nez. Puis ont éclaté les attaques qui ont duré plusieurs heures et se sont terminées par des rires. Pendant un mois et demi, L... aurait eu des attaques presque tous les jours. On lui appliqua des ventouses scarifiées le long de la colonne vertébrale.

Quelque temps après, allant faire une course, elle rencontra par hasard C... qui la suivit et la saisit par les cheveux ; elle parvint à lui échapper ; le soir, nouvelles attaques plus violentes. Ses parents la placèrent comme femme de chambre chez une vieille dame. A partir de là, elle eut une existence un peu aventureuse. Son frère lui fit faire la connaissance de deux amis, Emile et Georges. Bientôt des relations s'établirent régulièrement pendant six mois avec Emile ; une fois (?) avec Georges. Elle préférait le premier qui eut vent des embrassements de Georges, ce qui amena des scènes que nous verrons se reproduire dans le délire.

Cette conduite irrégulière amena des discussions très vives entre la malade, sa mère, son père et son frère. Elle finit par s'apercevoir que sa mère était la maîtresse de C... auquel celle-ci l'avait en quelque sorte livrée. Le père de L... est mal avec sa femme, ne veut pas qu'on lui parle de son fils, peut-être parce qu'il pense que ce n'est pas son enfant.

Les attaques, après s'être éloignées, se rapprochèrent. L... fut conduite comme nous l'avons dit, en mai 1875, à l'hôpital des Enfants malades, où elle resta environ cinq mois.

Etat actuel. — Novembre, décembre. — L... est blonde, grande et forte pour son âge et offre tout l'aspect d'une fille pubère. Elle est active, intelligente, affectueuse, mais impressionnable, capricieuse, aimant beaucoup à attirer l'attention. Elle est coquette, met beaucoup de soin à sa toilette, à disposer ses cheveux, qui sont abondants, tantôt d'une façon, tantôt de l'autre ; les rubans, de couleur vive surtout, font son bonheur. (Pl. XIV).

La motilité est diminuée à droite : cinq ou six épreuves avec le dynamomètre Mathieu ont donné à la pression de la main, 60 à gauche, et 30 à droite. Aussi L .. fait-elle plus souvent usage du bras gauche que de l'autre. « Je m'apprends à être gauchère dit-elle. » Elle laisse fréquemment tomber les objets qu'elle tient dans la main droite, et traîne un peu la jambe correspondante, qui paraît lourde.

La sensibilité cutanée, dans ses divers modes, est abolie sur toute la moitié droite du corps : traction des poils, toucher, frôlement, pincement, froid et chaleur.

L'anesthésie affecte également les muqueuses de la moitié du corps (conduit auditif, paupières, œil, narines, bouche, langue, palais, vulve). Elle s'arrête très nettement : en arrière, à la ligne des apophyses épineuses ; en avant, à la ligne médiane.

Les piqûres d'épingle déterminent des deux côtés de petites papules, simulant celles de l'urticulaire et qui persistent plus longtemps du côté insensible. Il en est de même des raies tracées avec l'ongle.

La sensibilité est normale à gauche ; les mouvements réflexes et toutes les sensations se manifestent sans retard. La notion de position n'existe plus à droite. Si, la malade étant distraite et ayant les yeux fermés, on imprime différentes positions aux doigts, au bras ou à la jambe, elle ne sait plus indiquer, sans erreur, l'attitude qu'on leur a imposée.

Sensibilité spéciale. — L'ouïe est notablement diminuée à droite, L'odorat est aboli à droite (nitrite d'argent, valérate d'éthyle). Il en est de même du goût (coloquinte, sel, sucre). L'acuité visuelle est diminuée à droite et la notion des couleurs perdue.

Aura. — Elle se compose des phénomènes suivants : 1° Douleur siégeant au niveau de l'ovaire droit (hyperesthésie ovarienne) ; 2° sensation de boule qui monte à la région épigastrique (nœud épigastrique) ; 3° palpitations cardiaques et constriction laryngienne (troisième nœud) ; 4° Enfin troubles céphaliques (battements au niveau de la tempe et de la partie antérieure du pariétal droit) ; sifflement dans l'oreille droite.

L'aura n'apparait que quelques minutes avant l'attaque ; la malade a toujours le temps de se coucher. Quelquefois, cependant, elle se figure que l'attaque va s'arrêter, que les phénomènes qu'elle éprouve ne vont pas aboutir et elle ne se couche pas ; il lui arrive de se tromper et de tomber, sans se blesser sérieusement.

La perte de connaissance serait complète : L... n'a aucun souvenir de ce qui se dit ou se fait autour d'elle durant l'attaque. La terminaison serait annoncée soit par des pleurs, soit par des rires ou des chants. Revenue à elle, elle se remet à travailler comme si elle n'avait rien éprouvé ; elle ne conserve qu'un peu de contracture.

Après ses attaques, elle a des visions, elle a peur. Elle revoit l'ouvrier peintre, dont nous avons parlé ; un chien qui se jette sur son frère, le mord et se sauve emportant un morceau de chair à sa bouche ; d'autre fois, elle s'imagine qu'elle va mettre les pieds dans l'eau ; elle voit des bêtes noires, semblables à de gros rats, qui se promènent à 4 ou 5 mètres d'elle, ou des bêtes plates, noires, à coquilles.

Le sommeil est assez bon ; elle s'endort facilement ; elle rêve beaucoup, a des cauchemars ; on veut la voler, la tuer, l'étouffer entre des matelas, etc., et souvent elle se réveille en sursaut.

Fonctions digestives. — Appétit capricieux ; pas de vomissements, gonflement de l'estomac qui oblige la malade à se déserrer ; renvois gazeux fréquents, garde-robes régulières, quotidiennes.

Respiration normale. — Circulation ; parfois palpitations cardiaques ; pouls petit, régulier, pas de souffle.

10 décembre. — Attaque : *a*) petits cris ; face rouge, dirigée à droite ; globes oculaires fortement portés en dedans ; pupilles dilatées, rigidité générale, membres dans l'extension. *b*) Bouche largement ouverte ; bruits pharyngiens et abdominaux. *c*) Mouvements de latéralité de la tête ; projection du ventre par secousses rapides, avec borborygmes et ondulations ; on dirait des flots qui s'agitent.

Avant qu'elle n'ait repris connaissance, L... ouvre la bouche : les bruits pharyngiens et abdominaux recommencent ; les mâchoires se contractent, le regard devient fixe, se dirige en haut, la rigidité générale augmente : ceci constitue une dernière phase. Enfin, elle a des mouvements du ventre.

Dans l'intervalle des attaques, la rigidité persiste — Après une attaque, L... est revenue à elle : sa physionomie est souriante ; elle cause, se frotte le côté droit du ventre. Bientôt elle est reprise d'une nouvelle attaque.

1876, janvier-février. — La compression de la région ovarienne droite arrête les attaques ; mais, d'habitude, elles reprennent au bout d'un temps plus ou moins court.

Le nitrite d'amyle les arrête définitivement pour toute la journée. Le valérate d'éthyle, administré maintes fois en inhalation, les suspend momentanément.

Iconographie de la Salpêtrière. Année 1878.

OBSERVATION II

SOMMAIRE. – *Convulsions dans l'enfance. — Tempérament nerveux. — Frayeur vive pendant les règles. — Première attaque hystérique à 15 ans. — Attaque vibrante suivie d'une paralysie, avec contracture des membres du côté droit (20 ans).— Hémianesthésie droite. — Hypéresthésie ovarienne droite. — Tympanite. — Influence de la compression de l'ovaire sur les convulsions. — Caractère de la contracture. — Epilepsie spinale. — Description d'une attaque; élévation de la température et fréquence du pouls. — Disparition de la contracture au membre droit supérieur. — Etat de mal hystéro-épileptique: symptôme, marche, température; ses différences avec l'état de mal épileptique. — Insuffisance des médications employées. — Etat actuel : Contracture au membre inférieur droit.*

C... Joséphine, célibataire, âgée de 21 ans, est entrée à la Salpêtrière le 30 mai 1871. (Service de M. Charcot). Nous avons recueilli sur ses antécédents les détails suivants :

A sa naissance, elle était très chétive ; elle fut élevée au sein par sa mère. Elle aurait eu des convulsions durant sa première enfance et quelques accidents scrofuleux : Croutes du cuir chevelu, glandes cervicales et axillaires, écoulements d'oreille (10 ans), ophthalmie chronique. Engelures aux doigts et aux orteils. Rougeole à 9 ans. Susceptibilité nerveuse très accusée. Les règles sont apparues à 15 ans. La première époque menstruelle a été précédée de céphalalgie et de douleurs abdominales.

Les règles coulaient depuis deux jours lorsque C .. eût une frayeur vive occasionnée par son père qui, étant ivre, voulait la tuer.

C'est alors qu'est survenue la première attaque : cri, perte de connaissance, chute sur le sol, convulsions. Cette attaque se serait terminée par des pleurs et par une miction abondante. Le lendemain, nouvelle attaque.

La seconde époque menstruelle serait venue deux mois plus tard, et aurait été accompagnée de plusieurs attaques. Celles ci, depuis lors, se sont renouvelées à peu près quotidiennement. Quelquefois on en voyait deux ou trois dans la même journée.

Peu après, C... aurait eu ses premiers rapports sexuels. Son inconduite aurait été telle, que son père se décida à l'emmener à Paris et à la placer dans la maison de correction connue sous le nom de couvent Saint-Michel (avril 1870). Elle y était encore lorsqu'elle fut prise en mars 1871 d'une maladie pour laquelle elle fut envoyée à l'ambulance des Magasins Réunis. Quelque temps après à la suite d'une attaque très violente, il se produisit une contracture des membres du côté droit, plus marquée au membre inférieur, et accompagnée d'une anesthésie complète de toute la moitié correspondante du corps. L'ambulance ayant été évacuée, C... entra à la Salpêtrière.

Avant de décrire son état actuel, il nous reste à donner quelques renseignements sur sa famille. Sa mère est morte à 58 ans d'une hydropisie ; son père, âgé de 61 ans, est très nerveux et fait de fréquents excès de boisson. Sa sœur aînée aurait une conduite très irrégulière ; elle est très nerveuse, mais n'a pas d'attaques convulsives. Une de ses cousines serait morte phthisique, après avoir eu des attaques hystériques et une contracture des membres.

2 juin 1871. — Le membre pelvien droit est contracturé et dans une extension complète. Le pied présente la disposition connue sous le nom de pied bot varus équin. Les orteils sont dans la flexion forcée. Sur toute l'étendue du membre, on remarque des contractures fibrillaires. Les mouvements communiqués sont très douloureux. A la main, le membre inférieur droit est manifestement plus chaud que la gauche. Le membre thoracique droit est contracturé : La flexion de l'avant bras sur le bras est impossible.

1er septembre. — Bien que l'état du membre inférieur soit à peu près le même que précédemment, la malade peut marcher, en boitant sur la pointe du pied. On note de plus qu'il est agité de petites secousses qui persistent quand la malade est assise. Cette trémulation, que l'extension brusque du gros orteil n'arrête pas, est exagérée par l'extension du pied.

Le tremblement est assez marqué pour se communiquer au reste du corps. Au membre supérieur droit, on observe une rigidité du coude qui n'est pas constante. — Il existe dans le flanc droit, au niveau de la région ovarienne, une douleur très prononcée qui manque à gauche. Les règles sont régulières.

Traitement : 2 grammes de bromure de potassium. — 8 septembre, 4 grammes de bromure. — 16 sept., 5 grammes de bromure. — 21 sept , 6 grammes de bromure ; depuis son arrivée à la Salpétrière, C. a des attaques à peu près quotidiennes. — 25 sept., 7 grammes de bromure. — 27 sept. Règles. La malade n'a pas eu d'attaques depuis le 21. M. Charcot a constaté, dans une des attaques, l'influence très nette de la pression de l'ovaire droit. — 4 octobre, 8 grammes de bromure. Attaques quotidiennes depuis le 1er.

9 octobre 1871. — Les membres supérieurs sont libres ainsi que le membre inférieur gauche. Le mémbre inférieur droit offre les caractères que nous avons notés plus haut : contracture dans l'extension, tremblement, pied bot varus équin, etc.

L'anesthésie persiste aussi sur la moitié droite du corps. La région ovarienne droite est toujours douloureuse à la pression.

Si l'on en croit la malade, les différents sens seraient quelque peu émoussés. Les fonctions digestives s'accomplissent assez régulièrement Toutefois nous signalerons : 1° une sensation d'étouffement après le repas ; 2° de la tympanite abdominale qui est habituelle.

A un moment de l'examen, la malade est prise d'une attaque : les membres, le tronc, le cou se roidissent, les doigts se ferment, les pouces se placent au dehors. Les avant-bras sont dans une pronation extrême. Le membre inférieur droit est animé de secousses plus rapides et plus fortes qu'à l'état ordinaire.

Le pied bot s'accentue davantage. La respiration devient saccadée et extrêmement rapide. A chaque instant du reste, la scène change. Parfois le corps est recourbé en arrière, de telle sorte que la malade ne repose que sur la nuque et les talons ; d'autrefois on observe des mouvements saccadés du bassin et de l'épigastre : par intervalle, enfin la malade pousse des cris plus ou moins aigus. Une écume blanche, abondante, s'écoule de la bouche, presque depuis le début La face est rouge, non asphyxique, et semble légèrement gonflée. Les paupières sont closes. Lorsqu'on les écarte, on voit les globes oculaires dirigés en bas et à gauche. La peau est chaude et moite. De temps à autre, on voit apparaître des secousses diaphragmatiques, comme si la malade avait le hoquet. Enfin la raideur diminue, les convulsions cloniques deviennent plus rares, la respiration est plus calme, les globes oculaires reprennent leur position normale. Enfin l'accès se termine par des éructations et des pleurs abondantes. La malade, qui paraissait avoir perdu connaissance au commencement de son attaque, parle bientôt, comme s'il n'était rien arrivé. Elle se plaint seulement de douleurs à la tête et dans tout le côté droit. Les phénomènes convulsifs ont duré au moins une heure et demie.

27 octobre. — La malade est prise à 11 heures un quart d'une attaque précédée simplement de nausées. Elle ne diffère pas sensiblement de celles que nous avons décrites. La température vaginale prise aussitôt était de 37°6, le pouls très petit à 128. L'attaque a duré jusqu'à 2 h. 45. A 3 heures et demie la température était à 37°2.

30 octobre. — L'exploration dynamométrique donne pour la main droite 80; pour la main gauche 65. La malade est prise d'une attaque à 10 h. 40; 20 minutes après, température vag. 37°7; 20 minutes plus tard, T. vag. 37°6. La malade est revenue tout à fait à elle (midi et demi). A midi quarante, T. vag. 37°51

18 janvier. — Attaque à 9 heures et demie du matin. T. V. 37°5.

19 janvier. — Depuis la veille, les attaques ont été extrêmement multipliées. Dans l'après-midi, C... aurait eu deux repos d'environ vingt minutes. Dans la soirée, elle aurait dormi durant une heure et demie. Les attaques ont alors reparu et n'ont cessé que de minuit à 2 heures du matin. Depuis lors elles se sont reproduites et se sont tellement rapprochées, qu'il n'y a guère plus de cinq minutes de répit. Ce matin, pendant un accès : T. V. 37°8; dans un moment de calme, T. V. 37°7.

Les accès ont les caractères suivants : contracture générale, déviation de la face et des yeux vers la gauche, injection considérable de la moitié inférieure de la conjonctive oculaire; pommettes rouges, également brûlantes, un peu violacées; parfois la moitié droite de la lèvre inférieure ou la langue s'interposent entre les mâchoires. Les doigts sont fermés, les pouces placés en dehors. Les membres inférieurs et surtout le droit, sont animés de secousses convulsives. Ecume non sanglante. Dans un moment de repos : Pouls, 100; T. V. 37°8. Après une attaque : T. V. 37°9.

Du reste, ainsi que nous avons eu déjà l'occasion de le dire, l'aspect symptomatique est très changeant. Quelques accès sont précédés d'un seul cri rauque, ou bien de plusieurs cris plaintifs. Dans d'autres accès, la face primitivement dirigée vers le côté gauche, se porte lentement vers la droite ; dans d'autres, outre les phénomènes précédents, on observe des mouvements du bassin et des grands mouvements cloniques; d'autrefois enfin, la malade porte la main à sa gorge, comme si elle voulait enlever un obstacle qui l'étouffe. La compression énergique ovarienne droite suspend momentanément les convulsions; mais elles reparaissent quelques secondes après qu'on a cessé cette manœuvre. De 10 heures à 11 heures 15, elle n'a eu qu'un répit de 2 ou 3 minutes, pendant lequel elle demande à boire.

Soir : T. V., 37°8.

De la contracture hystérique permanente, par Bourneville et Voulet, 1872.

OBSERVATION III

Marc..., 23 ans, atteinte d'hystéro-épilepsie depuis l'âge de 16 ans. On ne sait trop à quelle cause il faut, chez elle, rattacher l'affection. Quoiqu'il en soit, au point de vue de l'hystérie locale, elle nous offre une hémianesthésie, de l'ovarie, de la parésie, tout cela du côté gauche. Elle est, de plus, sujette à des vomissements fréquents et a présenté de l'achromatopsie de l'œil gauche.

Les attaques sont précédées par une aura caractéristique ; les phénomènes prodromiques partent de l'ovaire gauche et les symptômes céphaliques sont très accusés. Quant aux attaques elles-mêmes, elles se composent de trois périodes : *a*) convulsions tétaniformes, épileptiformes, écume ; *b*) grands mouvements du tronc et des membres inférieurs (période de contorsions) ; dans ce temps la malade prononce des paroles bizarres, et paraît être en proie à un délire sombre ; *c*) pleurs, rires, annonçant la fin de l'accès. Chez elle, on détermine un arrêt prompt et absolu de tous les phénomènes par la compression de l'ovaire gauche.

Leçons sur les maladies du système nerveux, faites à la Salpêtrière, par M. Charcot, 1877.

OBSERVATION IV

Cot..., 21 ans, a vu l'hystérie débuter à 15 ans. Les mauvais traitements qu'elle subissait de la part de son père, adonné aux excès de boisson, et plus tard la prostitutipn, ont sans doute exercé une certaine action étiologique. L'hystérie locale, ici, est encore plus marquée que dans le premier cas. Nous avons à observer à droite une hémianesthésie, une douleur ovarienne, une contracture permanente avec trépidation du membre inférieur.

L'attaque s'annonce par une aura bien nette, partant de l'ovaire droit et se terminant par des symptômes céphaliques très évidents. Les convulsions, surtout toniques, se compliquent d'accidents épileptiformes ; C... se mord la langue, écume, etc...

La période des contorsions vient ensuite; elle est très accentuée.

Souvent, l'attaque se termine par des mouvements du bassin, avec constriction laryngée, pleurs, urines abondantes. Chez elle, aussi, la pression ovarienne modère l'intensité des phénomènes de l'accès sans toutefois l'arrêter. Dans les premiers mois de l'année, cette malade a été atteinte d'un état de mal hystéro-épileptique sur lequel nous reviendrons dans une prochaine leçon.

Leçons sur les maladies du système nerveux faites à la Salpêtrière, par M. Charcot, 1877.

OBSERVATION V

Legr... Geneviève est née à Loudun ; singulière coïncidence ! C'est, vous le savez, le pays où s'est passé le triste drame dont Urbain Grandier a été la victime.

Geneviève est âgée de 28 ans, l'hystérie date de l'époque de la puberté. Parmi les symptômes permanents de l'hystérie locale, nous observons chez elle une hémianesthésie gauche, bien accusée, une douleur ovarienne gauche avec une tumeur facile à constater ; enfin un état mental bizarre.

L'aura est très caractérisée, et ce qui prédomine, ce sont les palpitations cardiaques et les symptômes céphaliques. En ce qui concerne les attaques elles-mêmes, elles se divisent en trois périodes :

1° Convulsions épileptiformes, écume et stercor ; 2° grands mouvements des membres et de tous le corps ; 3° période de de délire, pendant laquelle elle raconte tous les événements de sa vie, à la fin des grands accès.

Parfois la malade, dans cette dernière phase, a des hallucinations, elle voit des corbeaux, des serpents ; de plus elle s'abandonne à une sorte de danse, et alors elle nous offre, à l'état embryonnaire pour ainsi dire et sous la forme sporadique, un spécimen de ces danses du moyen-âge décrites sous le nom d'épidémies saltatoires. A ce propos, je vous ferai remarquer que certains cas d'hystérie constituant en quelque sorte des variétés dans l'espèce, présentent à l'état rudimentaire, les diverses formes convulsives qui se montrent à un degré beaucoup plus accentué dans les épidémies. C'est du reste là un point qu'à parfaitement développé Valentiner dans son intéressant travail sur l'hystérie.

Chez Geneviève, la compression de l'ovaire détermine un arrêt, pour ainsi dire soudain, de l'attaque. Elle se rend nettement compte de cette influence, car elle-même essaye de comprimer la région qui donne naissance à l'aura, ou, lorsqu'elle n'y peut parvenir, elle réclame, ainsi que nous l'avons déjà dit, le secours des assistants.

Leçons sur les maladies du système nerveux faites à la Salpêtrière, par J. M. Charcot, 1877.

OBSERVATION VI

Ler..., âgée de 48 ans, est une malade bien connue de tous les médecins qui, depuis plus de 20 ans ont fréquenté cet hospice à divers titres. C'est, en d'autres termes, un cas célèbre dans les annales de l'hystéro-épilepsie. Vous trouverez relatée, dans la thèse de M. Dunand (de Genève) la première partie de son histoire. Ler... a cessé d'être réglée il y a 4 ans, et malgré cela les accidents nerveux persistent. Nous vous faisions reconnaître tout à l'heure dans Geneviève, le tarentisme sous un aspect rudimentaire ; Ler... est une démoniaque, une possédée ; ou encore elle présente l'image à peine affaiblie d'une de ces femmes qu'on nommait « Jeckers » dans les camps meetings méthodistes, et qui offraient dans les crises les attitudes les plus effrayantes

L'origine vraisemblable des accidents nerveux chez Ler... mérite d'être signalée. Elle a eu, comme on le dit, une série de peurs : 1° à 11 ans, elle a été épouvantée par un chien enragé ; 2° à l'âge de 16 ans, elle a été saisie d'effroi à la vue du cadavre d'une femme assassinée ; 3° à 17 ans, nouvelle frayeur déterminée par des voleurs qui, au moment où elle traversait un bois, se précipitèrent sur elle pour lui enlever l'argent qu'elle portait.

L'hystérie locale se compose chez elle, d'une hémianesthésie, d'ovarie, de parésie et par moments de contraction des membres supérieurs et inférieurs, occupant le côté droit. Parfois les phénomènes envahissent le côté gauche et alors, conformément à notre description, se présente une ovarie double avec anesthésie double, etc.

Les attaques, qui s'annoncent par une aura ovarique bien caractérisée, sont marquées d'abord par des convulsions épileptiformes et tétaniformes ; après quoi, se produisent de grands mouvements, à caractère intentionnel, dans lesquels la malade, prenant les poses les plus effrayantes, rappelle les attitudes que l'histoire prête aux démoniaques. A ce moment de l'attaque, elle est en proie à un délire qui roule évidemment sur les événements qui paraissent avoir déterminé les premières crises : elle adresse des invectives furieuses à des personnes imaginaires : « Scélérats ! voleurs ! brigands ! au feu ! au feu ! Oh, les chiens ! On me mord ! Autant de souvenirs sans doute, des émotions de la jeunesse. Lorsque la partie convulsive de l'accès est terminée, il survient en règle générale : 1° des hallucinations de la vue ; la malade voit des animaux effrayants, des squelettes, des spectres ; 2° une paralysie de la vessie ; 3° une paralysie du pharynx ; 4° enfin, une contracture permanente plus ou moins prononcée de la langue. Ces derniers accidents rendent parfois nécessaire, pendant plusieurs jours, le cathétérisme vésical et l'alimentation par la sonde œsophagienne. La compression de l'ovaire chez Ler... est presque de nul effet, dans les convulsions.

Leçons sur les maladies nerveuses, faites à la Salpêtrière, par J. M. Charcot, 1877.

OBSERVATION VII

Vous connaissez déjà cette malade ; il s'agit d'Etch..., qui nous a fourni les éléments de notre leçon sur l'ischurie hystérique.

Nous relevons encore, dans ce cas, une hémianesthésie, de l'achromatopsie, de la contracture et de l'ovarie à gauche. Les attaques sont surtout tétaniformes, toniques. Nous n'avons pas eu, jusqu'ici, l'occasion d'essayer chez elle l'influence de la compression ovarienne sur les convulsions.

Leçons sur les maladies du système nerveux faites à la Salpêtrière, par J. M Charcot, 1877.

OBSERVATION VIII

Astasie. — Abasie, d'origine hystérique, guérie par compression de la zone cardiaque. Observation inédite due à l'obligeance de M. Milian, interne des hôpitaux.

Le 16 mai 1896, une voiture d'ambulance amenait à 10 heures du soir, à l'hôpital Tenon, une femme du nom de Beaud.. Adrienne, âgée de 37 ans, perleuse de sa profession. L'interne de garde la reçut d'urgence à cause de son état général grave. Elle fut admise dans le service de M. le docteur Galliard et couchée salle Claude-Bernard, lit n° 5.

Nous la voyons le lendemain matin, à la visite. Elle est étendue dans le décubitus dorsal, les yeux fermés, le visage empreint d'une expression de souffrance. Elle gémit et se plaint de la tête ; elle a des nausées. Elle répond mal aux questions qu'on lui pose ; elle ouvre les yeux et prend un air hébété ; on ne peut tirer d'elle aucun renseignement précis sur son état antérieur. Elle nous apprend cependant qu'elle n'est pas allée à la selle depuis quatre jours. Des vomissements entièrement liquides, non alimentaires, surviennent de temps à autre. La température est de 40°. Le pouls bat 80 pulsations à la minute.

Nous faisons asseoir la malade pour l'ausculter et aussitôt ses plaintes redoublent; elle prend sa tête dans ses mains pour la soutenir et empêcher que son ébranlement n'y provoque un nouvel accès douloureux.

Le thorax exploré ne présente que quelques râles sibilants disséminés ; le cœur bat régulièrement, normalement, sans addition d'aucun bruit de souffle ni de frottement.

En présence de cette fièvre intense, de cette céphalalgie un peu trop dramatique, peut-être, M. Galliard pensè, mais sans grande conviction pourtant, à la possibilité d'une bacillose méningée. La réserve dans le diagnostic était d'ailleurs commandée par l'absence de tout commémoratif.

La malade est mise au régime lacté, on lui administre immédiatement 30 grammes d'huile de ricin.

Dans l'après-midi surviennent d'abondantes garde-robes.

Le soir même, à la contre-visite, tous les phénomènes alarmants tombent ; la céphalalgie diminue, la malade éprouve un grand soulagement, la température tombe à 37°4.

21 mai. - Le lendemain matin, le mieux se continue, la température est de 37°2, la céphalée a disparu. L'hypothèse de méningite est immédiatement abandonnée pour celle d'accidents hystériques, ce que confirma la découverte des stigmates que nous énumérons plus loin.

On peut dès lors interroger la malade et elle nous apprend que, depuis l'âge de neuf ans, elle a tous les deux mois environ des attaques convulsives et que c'est à la suite d'une de ces attaques plus intense cette fois qu'est survenu l'accident actuel. Elle n'a jamais fait de maladies sérieuses; sa première enfance s'est passée sans trouble : elle a marché à une époque normale, ses fonctions urinaires se sont établies régulièrement, elle a cessé de bonne heure d'uriner au lit; elle n'a jamais eu d'attaques d'épilepsie, ou quoi que ce soit qui puisse y faire songer.

Les attaques qu'elle présente actuellement ont toujours eu des caractères à peu près identiques : « elle les voit venir »; une sueur froide lui monte, une faiblesse, des éblouissements la prennent; elle se sent défaillir et a le temps de choisir l'endroit de sa chute. Elle tombe sans pousser aucun cri. Durant l'attaque, la perte de connaissance est absolue, elle n'entend rien de ce qui se passe autour d'elle. Elle n'a jamais eu d'émission involontaire d'urine ni pendant, ni après; jamais elle ne s'est fait de mal en tombant, jamais elle ne s'est mordu la langue. La durée de l'attaque est de 10 minutes environ. Le réveil est facile, sans hébétude, sans céphalée; au bout d'une demi-heure, la malade reprend son ouvrage. Six jours avant l'entrée de Beaud... à l'hôpital, celle-ci, alors qu'elle s'était couchée bien portante et sans aucune préoccupation, se réveille en sursaut vers onze heures du soir, en proie à un violent mal de tête qui lui arrache des cris assez forts pour être entendus des voisins. Ceux-ci montèrent chez elle. Elle rapporte qu'ils étaient effrayés par les grimaces et la pâleur de son visage.

Dans le cours de la nuit, les phénomènes se calment. Mais le lendemain surviennent les vomissements d'un liquide abondant. verdâtre et amer. Un médecin appelé, la fit transporter à l'hôpital où elle allait pour la première fois, fait qu'il est important à noter, car il montre bien que Beaud... n'a reçu aucune éducation au sujet des attaques et des phénomènes qui l'ont conduite chez nous.

Il s'agit là ainsi qu'on le voit, d'une hystérique présentant le phénomène du clou hystérique, avec l'apparence de la méningite autrement dit pseudo-méningite hystérique. Le diagnostic était certain en présence de cette évolution rapide. Nous croyions tout terminé après la chute de la température et l'amélioration immédiate.

---

22 mai. — Mais le lendemain, M. Galliard recherchant les points ovariens hystériques, s'aperçoit, qu'il existe dans l'abdomen une tumeur énorme, médiane, remontant jusqu'à l'ombilic et qui n'est autre que la vessie distendue par l'urine. Dès que l'on presse sur cette tumeur la malade a envie d'uriner. La malade nous explique alors qu'elle urinerait volontiers mais qu'il lui est impossible de marcher pour aller aux cabinets et que d'autre part elle ne peut s'accoutumer à se servir du bassin.

En effet, nous essayons de faire lever cette femme, et nous constatons qu'il lui est impossible de se tenir debout sans appui ; elle se cramponne aux barreaux de son lit, sinon, elle se met à chanceler et tombe. M. Galliard, comparant ce cas à celui d'une malade identique qu'il vit autrefois avec Charcot, porte le diagnostic d'astasie, abasie.

25 mai. — Nous examinons cette malade méthodiquement en vue de l'observation et nous relevons les phénomènes suivants :

Troubles de la motricité. — Au lit, on ne trouve aucune paralysie des membres inférieurs. Ils ont conservé toute leur agilité, toute leur force, ainsi qu'on peut s'en convaincre facilement en provoquant les différents mouvements afférents à chaque muscle et en luttant contre les efforts développés. Il en est de même aux membres supérieurs où les mains serrent avec une égale énergie celle qu'on leur tend.

Il n'existe pas non plus la moindre trace d'incoordination motrice. La malade atteint avec ses deux pieds, successivement, sûrement, lentement, et sans dépasser le but, la main qui plane au dessus d'eux. Les mouvements du membre supérieur sont également pondérés. Il n'existe aucun tremblement aux jambes ni aux cuisses ; mais il n'en est pas de même aux membres supérieurs où il existe un tremblement assez comparable à celui des alcooliques, se manifestant aux doigts dans l'attitude du serment, s'exagérant légèrement, sous l'influence des mouvements volontaires.

Nous faisons lever la malade : Aujourd'hui elle peut se tenir debout ; il n'y a plus astasie complète, comme au début. Mais dès que ses pieds touchent terre, elle est secouée des pieds à la tête par une sorte de tremblement vertical, un peu analogue à celui du *delirium tremens*, mais beaucoup moins souple, plus raide, comme d'une seule pièce; elle court après son équilibre par de petits pas précipités faits en sens latéral; elle piétine en se cramponnant à son lit. Dès qu'elle essaie de marcher, l'instabilité s'accentue encore; elle ressemble à un enfant qui essaye ses premiers pas. Il lui est impossible d'aller plus loin; après une marche pénible de deux ou trois mètres pendant laquelle sa physionomie reflète une réelle inquiétude de se sentir ainsi exposée à une chute, elle se dirige vers un point d'appui et, quand elle en approche, elle s'y laisse tomber plutôt qu'elle ne s'y retient.

La malade étant recouchée, nous la faisons asseoir sur son lit, et, se servant de ses genoux comme pupitre, nous lui faisons écrire à l'encre quelques lignes d'un roman qu'elle lisait. La malade écrit avec une difficulté énorme : elle ne peut arriver à faire manœuvrer sa plume comme elle veut, on dirait qu'elle prend son élan avant de commencer. A chaque nouveau mot, et même au milieu d'un mot, la même hésitation se retrouve. Pendant qu'elle écrit, elle n'est pas maîtresse de tous ses mouvements, il lui échappe des traits trop grands ou inutiles, des traits mal dirigés, qui vont embarrasser le mot précédent, des lettres mal formées ou mal penchées, etc.

Mais ce qu'il y a de plus particulier, c'est que quand elle écrit quelques mots, l'écriture se brouille, puis la main est prise de mouvements rapides menés de manière qu'ils formeraient des hachures obliques de 1 à 2 centimètres de hauteur, si la plume restait sur le papier. Dès lors, la malade doit cessser d'écrire, elle ne peut plus continuer; ce n'est qu'au bout d'un instant, d'un repos, après un appui pris sur le lit que l'écriture redevient possible.

Les sensibilités thermique et tactile sont conservées partout. La sensibilité à la douleur est diminuée dans la moitié droite du corps, sauf aux phalangettes et surtout au membre supérieur. La sensibilité de la moitié supérieure gauche du corps présente aussi une diminution légère par rapport au membre inférieur du même côté.

La malade se plaint de fourmillements fréquents dans le membre supérieur droit.

Reflexes et troubles trophiques. — Le reflexe plantaire est légèrement diminué à droite, intact à gauche; le reflexe pharyngé est conservé; il en est de même des reflexes tendineux des membres supérieurs. Les deux pupilles réagissent également bien à la lumière et à l'accommodation ; elle ne présente ni myosis, ni mydriase. Par contre, les reflexes rotuliens des deux côtés sont abolis et l'on ne peut même les mettre en évidence par la manœuvre de Jendrassick. Il existe des troubles vaso-moteurs marqués : chaque piqûre d'épingle détermine une réaction vive sous forme d'une petite plaque érythémateuse ou mieux urticarienne. Cinq minutes après l'examen, la rougeur persiste encore.

Le phénomène de la raie méningitique est très accentué.

Il n'existe pas d'autres troubles trophiques.

En présence de l'abolition du reflexe rotulien, nous avons pensé qu'il était nécessaire de rechercher les signes du tabes ; aucun autre signe n'existait. Pas de signe d'Argyl Boberston, pas de signe de Rhomberg, pas de douleurs fulgurantes, pas de crises gastriques, pas d'incoordination motrice dans le lit, conservation du sens musculaire, etc...

On trouve par contre des stigmates hystériques nets : points hyperesthésiques sous chaque sein, hémianesthésie droite, rétrécissement concentrique du champ visuel du côté droit. Les crises antérieures nous paraissent devoir être mises aussi sur le compte de l'hystérie. L'existence des deux zones hyperesthésiques nous amena à rechercher l'influence de leur compression sur les phénomènes morbides présentés par notre malade. En comprimant le point cardiaque (sous le sein gauche), nous provoquons une douleur assez vive avec sensation de suffocation.

Nous faisons lever la malade et, sans la prévenir, sans avoir prononcé une parole qui pût la suggestionner dans un sens ou dans un autre, nous appuyons sur le point cardiaque. Aussitôt, et à sa grande stupéfaction, la malade se met à marcher avec assurance et sans trébucher, d'un pas droit ; elle va et vient d'un bout à l'autre de la salle. Dès que nous cessons la compression, la malade redevient abasique. Ce n'est pas l'appui que nous lui prêtons qui lui permet de marcher, car en la soutenant sous les bras, elle marche toujours avec difficulté ; d'ailleurs, elle arrive au même résultat favorable en comprimant elle-même le point que nous lui avons indiqué.

Une pelote que nous lui fabriquons et que nous maintenons en permanence sous son sein gauche, à l'aide d'une bande lui procure le même soulagement, et dès lors la malade peut se lever, manger avec les autres malades dans la salle commune, descendre au jardin, etc...

Ce rôle frénateur du point cardiaque se fait également sentir sur les mouvements du membre supérieur. La malade étant assise sur son lit, nous la faisons écrire comme précédemment, mais en comprimant la zone cardiaque. Dès lors, il n'y a plus d'hésitation, plus d'incoordination, plus de rature; l'écriture devient régulière et lisible Par contre, dès que nous lâchons la zone cardiaque, l'écriture redevient incertaine, hésitante, déformée et absolument impossible. Les phénomènes les plus nets sont assurément :

1° La disparition de toute hésitation, 2° l'arrêt total de la main aussitôt après qu'on a cessé la compression de la zône cardiaque.

26 Mai. — La malade est restée debout toute la journée grâce à son tampon compresseur. Les phénomènes abasiques persistent encore, mais diminués lorsqu'on enlève celui-ci. Toute retention d'urine a disparu.

28 Mai. — Amélioration de plus en plus grande de tous les symtômes moteurs. La malade n'a plus besoin de tampon. De temps à autre encore elle chancelle, mais il lui suffit de comprimer son point cardiaque pour que l'ordre se rétablisse.

Disons en passant que nous avons cherché d'autres points hystérogènes frénateurs (voûte palatine, face antérieure du sternum, pointe des omoplates, ovaires, sein droit) mais que nous n'en n'avons découvert aucun. Nous avons même essayé ces différents points en affirmant à la malade que le résultat devrait être identique à celu obtenu au point cardiaque, mais cet essai de suggestion resta infructueux.

30 Mai. - La malade, à peu près entièrement guérie, demande sa sortie pour aller à son travail de perleuse.

OBSERVATION IX (Personnelle).

Un de nos amis, H..... L... étudiant en médecine, avait l'occasion d'assister fréquemment aux attaques convulsives d'une jeune femme de vingt-quatre ans. Celle-ci, hystérique avérée, avec points hystérogènes nombreux et rétrécissement du champ visuel, avait toutes les semaines environ des attaques d'hystéro-épilepsie. A chacune des attaques, H... L.... faisait la compression ovarienne mais jamais sans aucun succès. Cet essai fut répété maintes fois. Il y a environ trois mois, H.... L.... lut dans la *Gazette des Hôpitaux*, l'article de M. Clozier, sur les zones hystérogènes et les zones hystéro-clasiques.

Dès la première attaque, il essaya, suivant le conseil de l'auteur, la compression de la zone cardiaque. Celle ci amena l'arrêt immédiat du paroxysme, et, depuis cette époque, la méthode a toujours réussi.

OBSERVATION X (Personnelle).

A l'Hôtel-Dieu, où nous suivions de temps à autre la consultation, nous vîmes un matin dans la salle d'attente des consultants, alors que le personnel de service n'était pas encore présent, une femme de 33 ans atteinte d'une attaque violente d'hystérie, avec clownisme, d'hystéro-épilepsie autrement dit.

Nous essayâmes sans succès la compression de la région ovarienne. Mais, par contre, la compression de la zone cardiaque nous parut amener une sédation assez rapide des phénomènes convulsifs et la malade put se relever presque aussitôt.

CONCLUSIONS

I. — Les points hystérogènes sont à la fois spasmogènes et frénateurs. On peut avec M. Closier de Beauvais, appeler ces derniers points hystéroclasiques.

II. — Parmi ces points hystéroclasiques, la région ovarienne est une des plus puissantes, mais la zone cardiaque, située au-dessous du sein gauche, paraît avoir un pouvoir plus grand encore et surtout plus constant, car elle agit dans des cas où la pression ovarienne est inefficace.

III. — La zone cardiaque n'agit pas seulement sur les phénomènes convulsifs, mais d'une façon générale sur tous les paroxysmes hystériques.

Le Mans.— Association ouvrière, 5, rue du Porc-Épic (Hetrot, Guénet et Cie.

www.ingramcontent.com/pod-product-compliance
Ingram Content Group UK Ltd.
Pitfield, Milton Keynes, MK11 3LW, UK
UKHW021128230726
13926UKWH00002B/668